DU

MAGNÉTISME ANIMAL

ET DU

SOMNAMBULISME ARTIFICIEL.

DU

MAGNÉTISME ANIMAL

ET DU

SOMNAMBULISME ARTIFICIEL ;

PAR

Bernard SABATIER-DÉSARNAUDS,

Docteur en Médecine.

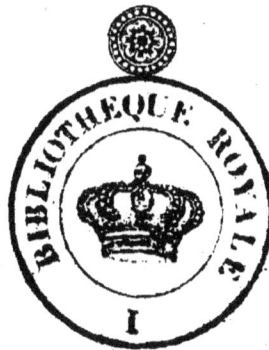

MONTPELLIER,

IMPRIMERIE DE VEUVE RICARD, NÉE GRAND, PLACE D'ENCIVADE, 5,

1838.

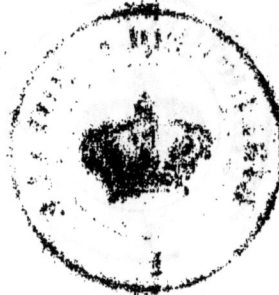

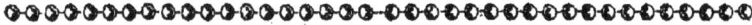

DU

MAGNÉTISME ANIMAL.

S'IL est vrai de dire que l'observation est la source
de toutes nos connaissances, il l'est également que tous
les esprits n'ont pas une égale aptitude à observer.
Cette étude est plus difficile qu'on ne pense ; et l'on
ne saurait trop se tenir sur ses gardes, si l'on ne
veut se laisser emporter à l'esprit de système, à l'at-
trait des innovations. Sans doute la nature enferme

encore bien des mystères qu'elle ne nous a pas révélés ;
sans doute l'homme en particulier recèle bien des secrets qu'il ne nous a pas fait connaître : qui serait
assez insensé pour poser des bornes à la nature ? Que
faire alors ? Se bien pénétrer du doute philosophique
de Descartes, de ce doute qui, en matière de sciences,
est exclusif de la foi comme de l'incrédulité. Vous
vous placez ainsi dans la meilleure situation d'esprit
pour observer avec avantage. Si le hasard vous met
alors en présence de faits sans liaison apparente avec
les faits connus, vous chercherez à vous assurer de
leur valeur réelle, à en déterminer le caractère ex-
ceptionnel ; vous vous garderez de l'illusion des sens,
des suggestions trompeuses de l'imagination, de la
prévention qui les accueille avec trop de légèreté,
de la fourberie qui en dissimule sciemment quelques
circonstances, de manière à en exagérer l'importance
ou en dénaturer le caractère. Ces précautions prises,
par l'application persévérante de vos sens et de votre
jugement aux phénomènes en question, vous parvien-
drez le plus souvent à trouver leurs affinités avec
d'autres phénomènes connus. Si vos efforts sont sans
succès, vous les tiendrez en réserve ; vous pourrez
même, à la rigueur, par manière d'explication pro-
visoire, adopter un principe d'action qui restera dans
le domaine des hypothèses, jusqu'à ce que de nouveaux faits, rectifiant vos idées ou confirmant vos ré-
cents doutes, en légitiment l'admission ou vous en
demandent le rejet.

Telle est la sage circonspection que l'on doit ap-

porter dans l'étude des faits. Est-ce bien là la qualité
de la plupart des magnétistes ? Est-ce la vôtre, ô vous
qui nous gourmandez avec tant de sévérité (1) ? Lorsque vous faites si bon marché de nos connaissances
si péniblement acquises, de nos sciences si laborieuse-
ment édifiées; que vous appelez la flamme sur nos
bibliothèques dépositaires, selon vous, de tant de men-
songes, je vois bien là l'emportement d'un Érostrate
ou la bouffissure d'un Paracelse, mais non la modeste
assurance d'un homme qui annonce la vérité. Lorsqu'ensuite vous en appelez au temps pour le triomphe
de votre doctrine et la confusion de vos contem-
porains, vous oubliez que, depuis des siècles, il est
question du magnétisme, et que le magnétisme est
toujours relégué dans le pays des chimères. La vérité
est lente à s'établir : qui le nie ? Mais les résistances
qu'elle soulève ont enfin un terme. Cristophe Colomb
pressent un nouveau monde, et les savants d'alors,

(1) Cours pratique et théorique de M. Dupotet. Voyez d'ailleurs
une brochure du même auteur, intitulée : *l'Université de Montpellier et le Magnétisme animal*, où se trouvent reproduits les
arguments auxquels je réponds. M. Dupotet a fait un cours de
magnétisme, à Montpellier, en quelque sorte en présence des membres de la Faculté célèbre de cette ville, et aucun d'eux n'a daigné
répondre. Il est vrai que les formes du nouvel apôtre étaient un
peu abruptes; mais à ses injures de mauvais goût se trouvaient
mêlés des arguments et des expériences de quelque valeur, et
puisqu'on n'admettait pas les idées de l'auteur, il fallait réfuter
les uns, et donner une explication quelconque des autres. C'est ce
qu'on n'a pas fait. Le superbe dédain que la Faculté a affecté dans
cette circonstance est d'autant plus répréhensible, que le magnétisme, ou ce qu'on est convenu d'appeler de ce nom, présente des
faits dignes des investigations de la science.

dites-vous, ne voient dans Cristophe Colomb qu'un rêveur. Mais étaient-ils des savants, ces courtisans auprès desquels ce grand homme briguait l'honneur d'une expédition qui devait le conduire à la découverte de l'Amérique? Et si ces savants dont vous faites fi avaient refusé d'y croire, alors qu'il n'avait pas entrepris son voyage, n'auraient-ils pas été dans leur droit? Nous ne sommes plus au temps où les paroles d'un homme commandaient la soumission, où les propositions d'un Aristote étaient un texte sacramentel devant lequel il fallait humilier sa raison : le siècle veut des preuves; c'est à vous, qui prétendez tenir la vérité, à la faire briller d'un éclat qui ne permette pas le moindre doute. Quand l'émétique fut découvert, les savants d'alors, dites-vous, s'obstinèrent à en méconnaître les avantages. Il était savant, sans doute, ce Guy-Patin, qui, dans ses lettres si pleines de verve, anathématisait et le Mazarin et l'émétique; mais, malgré ses spirituels sarcasmes, l'émétique ne fut-il pas adopté lorsqu'on eut précisé les cas où son emploi cessait d'être empirique? Harvey trouve la circulation du sang, et cette vérité, qui change la face de la médecine, est méconnue, dites-vous, des savants de cette époque. Le fut-elle longtemps? Les expériences qui l'avaient conduit à sa découverte furent répétées, et obtinrent l'assentiment du monde médical; et ces savants que vous dédaignez, ces savants auxquels vous n'accordez en partage qu'un égoïsme étroit, ne crurent mieux honorer le génie qu'en donnant à la circulation le nom d'harveyenne.

Galilée, dites-vous, décrit les révolutions de la terre autour du soleil , et va expier dans les cachots de l'inquisition le tort d'avoir proclamé la vérité. Il est des temps , malheureux sans doute , où , si l'on ne se faisait gloire de fouler aux pieds toute considération personnelle, on ferait bien de fermer ses mains, fussent-elles pleines de vérités, selon le mot de Fontenelle : mais étaient-ils des savants , ces farouches inquisiteurs qui virent une offense à la divinité dans la solution d'un problème de physique? Eh bien! malgré les tortures qu'on infligea à Galilée, la terre en tourne-t-elle moins ?

Après maintes déclamations sur l'inanité de leur art, vous reprochez aux médecins de s'être trouvés désarmés devant le choléra. Oui , nous le confessons avec douleur, au spectacle de tant de funérailles, en présence d'une maladie dont les périodes souvent confondues ne laissaient presque aucun intervalle entre l'heure de l'invasion et la mort, nous avons gémi sur l'impuissance de l'art; mais vous qui, par vos somnambules, avez la prescience de toutes choses, dites-nous si nous serons visités encore par ce terrible fléau ; faites mieux encore, saisissez dans l'air, neutralisez ce poison subtil qui va partout semant la mort. Qui mieux que vous pourrait l'atteindre, vous qui disposez d'un agent qui, dans un moment indivisible, parcourt tous les espaces et vous raconte ce qui se passe aux antipodes? Mais si votre pouvoir ne va pas jusqu'à l'arrêter dans sa marche, vous avez du moins, vous le dites et j'aime à vous croire, vous avez celui d'en arrêter la funeste influence : eh bien! au lieu de déclamer contre la médecine que vous jugez si pernicieuse, si fatale à l'humanité, contre les médecins auxquels vous, médecin, vous deviez quelques égards, dites-nous à quels moyens nous devons recourir, quels remèdes nous devons employer; instruisez-nous, mais ne nous insultez pas. Est-ce la faute aux médecins, si le magnétisme animal n'a, pour beaucoup d'entre eux, qu'une existence problématique; si, malgré leurs consciencieux efforts pour le connaître, ils manquent de ce sixième sens qui vous découvre tant de merveilles? donnez-leur ce sixième sens; ou, si vous aimez mieux encore, donnez à votre démonstration ce caractère d'inébranlable certitude qui fait face à toute objection, et l'on vous bénira, et l'on vous honorera comme un des bienfaiteurs de l'humanité. Qui s'aviserait de nier les propositions d'Euclide? et qui nierait le magnétisme prouvé comme la rotation de la terre, comme la circulation harveyenne?

Nous disions que depuis les temps les plus reculés jusqu'à nos jours, le magnétisme a été connu et pratiqué, et qu'il n'en est pas moins une chimère (nous parlons du fluide magnétique des auteurs, et non des effets incontestables qu'on obtient par l'emploi des méthodes connues). Prouvons ces deux assertions.

HISTORIQUE DU MAGNÉTISME. — Sans remonter aux mystères antiques, aux initiations païennes, où l'on trouve déjà la pratique des procédés que le magnétisme emploie : sans parler des Sybilles et des Pythonisses dont la fureur prophétique n'était qu'une

crise somnambulique ; sans rappeler les miracles de
la magie et de la sorcellerie, qui n'étaient que la manifestation des phénomènes que Mesmer remit en
honneur ; on trouve dans Virgile, Lucrèce et autres
auteurs anciens, l'hypothèse d'un esprit universelle-
ment répandu, d'une ténuité impalpable, vivifiant
tous les êtres, et semblable au principe que l'on
adopta plus tard sous le nom de fluide magnétique.
Les stoïciens exprimaient la même idée par une image
on ne peut plus pittoresque ; ils comparaient l'âme
du monde à l'Océan, et les âmes individuelles à des
bouteilles pleines d'eau qui flotteraient sur la mer ;
les bouteilles venant à se casser, l'eau qu'elles con-
tenaient se confondait dans la masse liquide, tout
comme à la dissolution de leur enveloppe matérielle,
les âmes se confondaient avec l'âme universelle : les
stoïciens ajoutaient que, dans les songes et dans certaines maladies carotiques, l'âme, se détachant du
corps, se réunissait momentanément à l'âme universelle, et puisait dans cette réunion la connaissance de l'avenir. Spinosa développa un système
analogue ; selon ce philosophe, tout était en Dieu,
ou plutôt tout était Dieu, esprit et matière. Dieu
consistait dans l'universalité des êtres, formes péris-
sables d'un principe éternellement subsistant, d'une
nature incorruptible ; mais c'est surtout dans les auteurs du seizième et du dix-septième siècles qu'on
trouve l'ensemble des idées dont Mesmer devait s'emparer plus tard, sans faire connaître la source où il
les avait puisées. Si cela ne devait nous mener trop

loin, il nous serait facile de faire des rapprochements d'où sortirait la démonstration que les propositions de Mesmer ne sont que le mot à mot des opinions émises par Paracelse, Vanhelmont, Mauxwel, Santanelli, Robert Fludd et autres auteurs de cette époque : je me contenterai de rappeler leurs traitements à distance, ce qu'ils appelaient les cures sympathiques. Comme ils supposaient que tous les corps de la nature s'influençaient réciproquement (1) par l'intermédiaire du fluide magnétique, quelle que fût la distance qui les séparait, ils prétendaient qu'il suffisait d'avoir un morceau de linge imprégné du sang d'une plaie, pour être sûr de l'amener à une prompte cicatrisation, en saupoudrant ce chiffon d'un peu de poudre de sympathie (sulfate de fer), ou l'oignant d'un peu d'onguent des armes (*unguentum armarium*). Qu'on se garde de croire que la recommandation qu'on faisait au blessé d'entretenir la propreté de la partie, de s'abstenir de tout topique irritant, tel que les baumes qu'on employait alors dans le traitement des plaies, et dont l'application devait nécessairement en retarder la guérison ! qu'on se garde de croire, dis-je, qu'une telle recommandation eût la moindre importance ! C'était l'onguent des armes, c'était la poudre de sympathie qui avaient tous les honneurs de la cure : n'étaient-ils pas sa-

---

(1) Cette réciprocité d'influence était bien plus marquée, lorsque deux parties ayant fait corps ensemble se trouvaient accidentellement séparées.

turés de fluide magnétique ? Voici en quoi consistait l'alphabet sympathique : deux amis se faisaient dé-tacher un morceau de peau d'une égale dimension, ils en faisaient échange de telle sorte que le morceau de l'un recouvrait la plaie de l'autre, et réciproque-ment ; chacun de ces lambeaux portait inscrites dans le même ordre toutes les lettres de l'alphabet : un des amis voulait-il communiquer sa pensée à l'autre ? il touchait d'une tige de métal les diverses lettres dont l'ensemble formait les mots qui exprimaient cette pensée, l'autre éprouvait des sensations particulières dans les points correspondants ; il n'avait plus qu'à faire l'assemblage des lettres d'après l'ordre de suc-cession de ces sensations, et lire les mots qu'il avait ainsi composés. Le procédé n'était-il pas ingénieux ? Et qui pourrait être assez mal inspiré pour hésiter à acheter par les souffrances que peut causer une opération chirurgicale aussi insignifiante, la faculté de communiquer à toute heure avec une personne qui lui serait chère et dont l'absence lui causerait de vives inquiétudes ? Arrivons à Mesmer.

Au commencement du dix-huitième siècle, on avait repris les expériences relatives à l'aimant ; il n'était bruit, en Europe, que des cures qu'il opérait. Le jésuite Hell fit part à Mesmer de quelques obser-vations qu'il avait recueillies, de cas de cardialgie et de rhumatisme guéris par l'emploi de ce moyen. Mesmer croit trouver, dans les propriétés du magné-tisme minéral, les idées qu'il a exposées dans sa thèse inaugurale : son imagination s'enflamme ; le voilà construisant des plaques aimantées qu'il répand dans toute l'Allemagne ; il communique aux journaux les guérisons journalières qu'il obtient par leur application ; mais l'aimant subit le sort de tous les arcanes ; analysé de plus près, il ne répond plus aux grandes espérances qu'il avait fait concevoir : on acquiert la certitude que bien des guérisons prônées n'ont été que passagères ; que le mal a récidivé ou n'a été que faiblement amendé ; que, dans maintes circonstances, cet agent a été sans pouvoir. Mesmer croit pouvoir alors se passer de ses plaques ; il adopte un nouveau fluide : ce dernier est, comme le fluide magnétique minéral, répandu dans tous les corps de la nature dont il est le principe d'action ou de vie, détermine leurs influences réciproques, et servant de lien commun aux lois d'attraction universelle, d'affinité moléculaire et de la vie, il fonde l'harmonie universelle. D'autres propriétés se font remarquer en lui ; il est réfléchi par les glaces, propagé par les sons, et fait sentir son action au loin, sans le secours d'aucun corps intermédiaire ; il s'insinue dans l'économie animale à travers les nerfs qui lui servent en quelque sorte de conducteurs. Mais comme Mesmer croit retrouver dans le corps humain les pôles reconnus dans les barreaux aimantés, il conserve à son nouvel agent la dénomination de magnétisme ; d'un autre côté, comme celui-ci s'échappe à travers les corps isolants ou idio-électriques, il y ajoute une épithète pour le distinguer du magnétisme minéral : le nouveau fluide sera désormais le magnétisme animal.

Mesmer assure qu'on peut en imprégner tous les corps de la nature, le verre comme les métaux, l'eau comme les aliments, le papier, la soie, la laine, etc., etc.; qu'on peut le concentrer, l'accumuler dans des réservoirs; il imagine alors son fameux baquet. Ce baquet n'est autre chose qu'une cuve de bois ronde, ovale ou carrée, ayant quelques pieds de diamètre, fermée par un couvercle joignant hermétiquement; l'intérieur du baquet, empli d'eau, contient de la limaille de fer et autres substances, ainsi que plusieurs rangées circulaires de bouteilles vides ou pleines d'eau, communiquant par une tige de fer à un conducteur central qui s'élève au-dessus du couvercle; des trous sont pratiqués sur ce même couvercle, par lesquels s'échappent des tiges de fer coudées et mobiles qu'on peut appliquer sur les parties dolentes; une corde, attachée au conducteur central, enlace les malades groupés autour du réservoir; ceux-ci font en outre la chaîne en se prenant par les mains; le fluide magnétique, s'échappant alors par les issues qui lui sont ouvertes, s'écoule en torrents par les tiges métalliques et par la corde, pénètre tous ceux qui se trouvent dans la sphère d'action du baquet, et produit des effets d'autant plus intenses, que les malades, communiquant entre eux, en facilitent la circulation : bientôt paraît Mesmer, armé d'une baguette qu'il dirige en tout sens; mais ce n'est pas assez de la baguette et du réservoir; il exerce des attouchements souvent prolongés sur les parties les plus sensibles du corps; et comme si tous ces moyens combinés étaient encore insuffisants, il a soin d'exciter l'imagination, en annonçant à l'avance les phénomènes plus ou moins extraordinaires qui vont se produire, et ces phénomènes ne tardent point à se manifester : le sujet le plus impressionnable ouvre la scène ; il se plaint de picotements à la peau ; des pandiculations, des bâillements apparaissent, suivis d'oppressions, de hoquets, de soupirs ; des soubresauts soulèvent l'épigastre ou agitent les extrémités ; bientôt le pouls s'élève, et la chaleur, d'abord partielle, se répand dans tout le corps, suivie d'une transpiration plus ou moins abondante ; l'agitation redouble ; des cris perçants, des pleurs ou des ris immodérés se font entendre ; des convulsions éclatent ; des crises épouvantables s'opèrent ; la tourmente s'apaise enfin, ne laissant après elle qu'une indéfinissable et quelquefois une délicieuse langueur.

Tel est le système que développa Mesmer, dont on lui attribua faussement l'invention, et dont l'adoption, à l'entendre, devait être une source intarissable de bienfaits pour l'humanité. Je ne parlerai pas de ses intrigues en Allemagne, qui finirent par l'en faire chasser ; de son voyage à Paris, de ses démêlés dans cette capitale avec la foule de ses contradicteurs, du bonheur qu'il eut de trouver un séide dans un des membres de la Faculté, de son orgueilleuse prétention d'être seul dépositaire d'un secret qu'il voulait vendre et qu'il vendit, en effet, plus de cent mille écus : tout cela n'a trait qu'à la personne, et c'est de la chose que nous nous occupons. Nul doute que les phénomènes que nous venons de retracer n'aient pu amener des crises salutaires qu'on s'empressait de publier ; mais nul doute aussi qu'ils n'aient donné lieu à des accidents funestes qu'on ne mettait pas le même empressement à faire connaître. Cependant la mort de Court de Gebelin eut un grand retentissement. L'auteur du *Monde primitif* avait trouvé du soulagement dans le magnétisme et s'était porté son champion ; il arrive qu'il meurt entre les mains de son magnétiseur, et un journaliste malin de dire que M. Court de Gebelin est mort guéri par le magnétisme. Ce bon mot courut tout Paris, et excita la verve épigrammatique des hommes de lettres ; les vaudevillistes s'emparèrent d'un sujet si fécond en déceptions de toute espèce, traduisirent le magnétisme sur la scène, et immolèrent aux risées du parterre Mesmer et sa méthode. Tous ces mécomptes ne refroidirent pas le zèle de ses partisans ; le mesmérisme était un objet de mode, et la foule, naturellement avide d'émotions, affluait dans les salons de Mesmer : des brochures sans nombre pour et contre le magnétisme parurent ; la querelle s'envenimant, le gouvernement dut intervenir ; il nomma des commissaires qui, après une étude approfondie du magnétisme, devaient énoncer leur opinion sur la nature de cet agent, et sur le danger ou l'innocuité de son application aux maladies ; deux rapports parurent, tous deux contraires au magnétisme ; les Andry, les Caille, les Mauduyt, les Leroy d'une part, les Franklin, les Lavoisier, les Bailly de l'autre, après une série d'expériences con-

duites avec l'habileté qu'on devait attendre de tels hommes, conclurent que le magnétisme animal était une chimère; que le magnétisme ne produisait rien si l'on parvenait à mettre l'imagination en défaut, et que l'imagination, sans le magnétisme, produisait tous les phénomènes attribués à ce dernier. Ces deux rapports, celui de l'infortuné Bailly surtout, firent une prodigieuse sensation; le magnétisme parut à jamais ruiné dans l'opinion publique; les événements politiques qui suivirent semblèrent lui avoir porté le dernier coup. Cependant quelques adeptes de la doctrine proscrite continuaient à la cultiver et à en faire des applications : c'est vers cette époque que le marquis de Puységur, retiré dans sa terre de Busancy, poursuivant le cours de ses expériences, découvrit le somnambulisme artificiel. Je conçois les transports du marquis de Puységur à l'apparition de ce phénomène extraordinaire. Il est certain que les rares facultés mises au jour par le somnambulisme, que les conséquences pratiques qui semblent pouvoir se déduire de quelques-unes de ces facultés, devaient changer la face du magnétisme.

Quoique les magnétistes actuels affectent de n'attacher aucune importance au travail des commissaires dont j'ai parlé, les graves inconvénients signalés par ces derniers les ont forcés à modifier leurs procédés; ils ont proscrit les traitements publics, et, loin de favoriser les *crises*, ils se sont efforcés de les conjurer, ce à quoi ils ne réussissent pas toujours; ils ont remplacé les baquets par des gestes qu'ils appellent *passes;*

ils s'aident encore d'attouchements que M. Deleuze désigne sous le nom de *frictions magnétiques* ; il est vrai qu'ils ne les regardent pas comme indispensables ; ils feront bien cependant de ne pas y renoncer, l'hiérophante de la doctrine leur en fait une loi formelle, lorsqu'il décrit minutieusement les procédés qu'on doit mettre en usage pour magnétiser ; mais ce qui vaut encore mieux que l'autorité, que les enseignements du maître, ce sont les prodigieux résultats qu'en obtenaient les Gréatrakes, les Gasnner, et quelques empereurs et rois.

Gréatrakes était un gentilhomme irlandais , aussi crédule qu'il était homme de bien. Une nuit, il est réveillé par une voix intérieure qui lui crie qu'il doit se consacrer au soulagement des malades. Sa vocation est désormais décidée. Plein de conviction, il sait inspirer aux autres la confiance qui l'anime : il touche un écrouelleux et le guérit ; désormais aucune maladie ne lui résistera : douleurs, vertiges , maux d'yeux et d'oreilles, épilepsie, scrofules, tumeurs squirrheuses, tout disparaîtra sous ses attouchements.

Le curé Gasnner, tourmenté par une céphalalgie opiniâtre, parvient à s'en débarrasser en prononçant le nom de Jésus. Le voilà qui se prend à distinguer les maladies en naturelles et diaboliques. Il ne s'agit plus que de trouver un moyen pour forcer le diable à révéler sa présence. A cet effet, Gasnner l'interpelle trois fois, et joint trois signes de croix à ses interpellations ; si aucun trouble ne se manifeste, la maladie n'est pas du domaine de notre exorciste, elle

doit être traitée par les moyens naturels; si le démon
agite le malade de convulsions, oh ! alors Gasnner
intervient; il invoque le nom révéré de Jésus, récite
une formule de conjuration *ad hoc*, sans s'épargner
les attouchements qu'il pousse parfois jusqu'à l'indé-
cence, et le malade guérit. Notre thaumaturge est
bientôt obligé de quitter ses montagnes de la Suisse,
qui sont d'un abord trop difficile pour les nombreux
malades qui vont le trouver; il établit sa résidence
à Ratisbonne, et les malades arrivent par milliers.
Gasnner les touche, et ils s'en retournent guéris.

On sait que les rois de France et d'Angleterre ont
long-temps joui du privilége de guérir les écrouelles
par leurs attouchements; que les empereurs Adrien
et Vespasien touchaient les aveugles, les paralytiques,
et leur rendaient la vue ainsi que l'usage de leurs
membres.

En admettant comme vrais la plupart des faits que
nous venons de raconter, on pourrait croire que l'influence du moral n'est pas tout-à-fait étrangère à leur
production : hérésie monstrueuse qu'un tel soupçon !
Il est vrai que Gasnner, de même que les rois de
France, faisait du magnétisme comme M. Jourdain
de la prose, sans se douter le moins du monde de
l'existence de cet agent miraculeux; mais ce n'était
pas moins du fluide magnétique que sécrétaient leurs
mains : demandez-le plutôt aux partisans de la nouvelle doctrine hermétique?

FLUIDE MAGNÉTIQUE. — Abordons enfin ce fluide
prétendu. Voyons s'il pourra soutenir l'épreuve d'une

discussion tant soit peu approfondie. Et d'abord, de quel fluide entendons-nous parler ? Est-ce de celui de Mesmer, qui était celui de Deslon, de Mauxwel, de Santanelli, de Robert Fludd, de Vanhelmont, de Paracelse, etc., etc., ou bien de celui de Puységur, de Deleuze, de Rostan, de Georget (1), etc., qui diffère totalement du premier, sinon quant à sa nature, ce que nous ne saurions vérifier, du moins quant aux conditions de son émission ? Si nous admettons le fluide de Mesmer, la volonté n'est pas la condition *sine quâ non* de sa manifestation, comme le veulent les Puységur, les Deleuze, etc., etc.; on n'a besoin que des appareils imaginés par Mesmer, ou d'appareils analogues propres à concentrer et propager le fluide. Si nous ne reconnaissons pour vrai que celui de Puységur, Deleuze, etc., tout homme faisant usage de sa volonté est apte à le produire : d'un autre côté, les appareils de Mesmer ne pouvaient donner aucun résultat et deviennent inutiles; Mesmer n'est plus l'auteur de la plus mémorable découverte des temps modernes, n'est plus un dieu; il n'est plus qu'un éhonté charlatan qui, habile à s'emparer de l'imagination, sut faire des dupes, et dont le plus incontestable de tous les miracles qu'on lui attribue fut de prélever cent fois

(1) Je suis loin de prétendre que ces auteurs admettent un fluide identique. Selon Deleuze et Georget, ce fluide est d'une nature indéterminée ; Rostan le considère comme une émission nerveuse ; d'après le marquis de Puységur, il ne serait plus qu'un mouvement communiqué. Mais ils s'accordent sur ce point que sa sécrétion serait subordonnée à l'action de la volonté.

cent louis sur la crédulité de quelques comtes et marquis de l'époque.

Entre ces deux assertions contradictoires, me voilà fort empêché, et au lieu de tant prôner l'infaillible magnétisme, Messieurs les fluidistes auraient bien fait de s'entendre entre eux pour résoudre cette difficulté; mais il paraît qu'ils ne s'en sont pas le moins du monde inquiétés. L'agent de Mesmer et celui de Deleuze n'est pour eux qu'un seul et même agent; ce qui le prouve, disent-ils, c'est que Mesmer obtenait des effets, et que Deleuze n'en a pas obtenu de moindres. Cela prouverait bien autre chose, selon moi, mais nous verrons cela plus tard: en attendant, va pour l'identité.

Eh ! quoi, diront les magnétistes, récuserez-vous le témoignage des sens ? N'est-il pas avéré que certains somnambules voient le fluide magnétique sous la forme d'une vapeur bleue, dorée ou blanchâtre, ou qu'il leur apparaît comme une traînée de bluettes scintillantes? que quelques magnétisés accusent une sensation de saveur métallique? que d'autres trouvent à l'eau magnétisée un goût particulier, quelquefois même une âcreté très-prononcée, etc., etc. ? Tous ces effets ne démontrent-ils pas une cause? Cette cause, appelez-la de tel nom qui vous plaira, nous la distinguons, nous autres magnétistes, sous le nom de fluide magnétique.

Relativement au premier point, je ferai observer que les somnambules ne voient pas le fluide magnétique de la même couleur, ce qui ne laisse pas que

d'être fort étrange. Je sais bien qu'il est des corps
qui ont la propriété de décomposer la lumière et de
réfléchir des teintes variées : le fluide magnétique
serait-il un de ces corps-là ? Mais alors, comment
le somnambule voit-il de nuit aussi bien que de jour
l'agent merveilleux auquel on lui a dit qu'il fallait
croire ? Je sais encore qu'il est des reptiles, comme
le caméléon, l'anolis des Antilles, le trapelus de
Cuvier ou changeant d'Égypte, qui revêtent des
couleurs différentes, en raison des passions qui les
agitent : le fluide magnétique serait-il susceptible
de passions ? Je ne crois aucun magnétiste capable de
s'arrêter à une telle supposition. Si l'on ajoute foi,
d'ailleurs, aux allégations des somnambules sur ce
point, je ne vois pas pourquoi l'on n'admettrait point
que les possédés recélaient le démon dans leurs entrailles ; que les trembleurs des Cevennes se commu-
niquaient le Saint-Esprit en se soufflant dans la bou-
che : la conviction est égale de part et d'autre ; elle
est bien plus profonde, que dis-je, chez les possédés
qui ne craignaient pas de la manifester en présence
de juges ignorants qui s'emparaient de leurs aveux
pour les envoyer à la mort. Je sais bien que les magnétistes n'admettront point l'analogie que je signale :
quel homme serait assez insensé, diront-ils, pour
croire que le souffle d'un homme a pu être la voie que
se choisissait le Saint-Esprit pour s'insinuer dans le
corps d'un extatique ; que le diable a pu revêtir un
corps et s'établir à demeure dans les entrailles d'un
démoniaque ; mais où est l'invraisemblance qu'un som-

nambule qui regarde voie réellement ce qui frappe ses sens? S'il en est ainsi, comment se fait-il que d'autres somnambules qui regardent aussi, voient autre chose qu'un fluide? Les Swedenborgistes ne voyaient que les âmes de leurs proches. Les somnambules du chevalier Barberin ont pu se croire inspirés; ils ont pu se croire prédestinés à une mission toute de charité, de bienveillance universelle; ils n'ont réellement vu ou n'ont cru réellement voir que le bien qui devait résulter de la prière dont la bienfaisante influence était pour eux un article de foi. L'abbé Faria, qui traitait l'hypothèse d'un fluide soi-disant magnétique de jonglerie indigne d'un homme raisonnable, lui cependant qui érigeait le somnambulisme en spectacle, l'abbé Faria a fait des milliers de somnambules dans le cours de sa longue carrière magnétique : a-t-on vu un seul de ces somnambules mentionner cet agent prétendu? Et si ces derniers n'en ont pas plus parlé que les Swedenborgistes et les Barberinistes, c'est que ni les uns ni les autres ne pouvaient se préoccuper, en somnambulisme, d'une idée qu'on ne leur avait pas inculquée dans l'état de veille.

Pour ce qui est de l'impression de saveur métallique qu'éprouvent quelques magnétisés, et qu'ils assimilent à celle que détermine parfois la pile de Volta ou tout autre appareil galvanique, les magnétistes n'admettant aucun rapport de nature entre les deux fluides, je ne vois là que l'effet d'une idée préconçue, que le résultat d'une fausse analogie, qu'un phénomène nerveux sans importance.

Il en sera de même du goût que certaines personnes trouvent à l'eau magnétisée. Il résulte d'innombrables expériences que ces personnes ne trouveront aucune saveur à l'eau réellement magnétisée, si elles sont persuadées qu'elle n'a subi aucune préparation magnétique, comme l'eau non magnétisée leur fera éprouver une sensation toute particulière, quelquefois même une âcreté insupportable, si elles la croient imprégnée de fluide. Une malade de M. Deleuze éprouvait des effets on ne peut plus prononcés de l'eau magnétisée ; mais si elle venait à se persuader qu'on expérimentait sur elle, elle perdait la faculté de la distinguer de l'eau non magnétisée. Le docteur Georget, tout partisan qu'il soit du fluide magnétique, n'avoue-t-il point que les expériences auxquelles il s'est livré pour constater l'efficacité de l'eau magnétisée n'ont eu aucun résultat satisfaisant? Les commissaires de l'Académie des sciences ont-ils été plus heureux dans les leurs ? Bailly ne dit-il pas expressément, dans son célèbre rapport, que l'eau magnétisée, loin de déterminer la *crise*, mit fin aux désordres nerveux auxquels avait donné lieu de l'eau non magnétisée? Que conclure de tous ces faits, sinon que l'eau soi-disant magnétisée n'a aucune des vertus qu'on lui attribue, et qu'il faut chercher ailleurs l'explication des phénomènes singuliers qu'elle a paru produire?

Ce n'est pas tout : cette eau que vous avez magnétisée conserve-t-elle à toujours ses propriétés? Oui, disent quelques magnétistes, comme M. Dupotet qui assimile le principe d'où elles dérivent aux émanations du musc qui ne diminuent point d'une manière du moins appréciable le volume de la substance qui les fournit; non, disent les autres, comme M. Deleuze, au bout de quelques jours, il faut recommencer la saturation du liquide, sans quoi il n'a plus de vertus ; mais enfin cette eau qui fait vomir, qui produit des superpurgations, qui communique de la chaleur à tout le corps, qui modifie si puissamment, si diversement la circulation, qui fait suer, qui donne des convulsions, qui parfois trouble le système nerveux au point de produire le somnambulisme, phénomène qu'aucun physiologiste ne sera tenté de regarder comme un état normal, cette eau possède incontestablement des propriétés on ne peut plus énergiques. Comment donc se fait-il qu'elle soit sans pouvoir sur des individus même des plus irritables, si ces individus ne se préoccupent pas à l'avance de la crainte des désordres dont ils ont été témoins, ou dont on les menace ? Si je m'expose à la décharge d'une batterie électrique, en ressentirai-je moins le choc, si ignorant que je sois des secousses qu'elle détermine? Si je prends au hasard, dans la matière médicale, des substances douées d'une action réelle sur l'économie, serai-je moins modifié par elles, quoique j'ignore les phénomènes dont s'accompagne leur ingestion? Sans doute il est des dispositions organiques qui aident à l'efficacité des remèdes : ces dispositions ont des degrés, des nuances infinies qui expliquent la diversité de leur action; mais cette circonstance, éminemment variable, n'ira jamais jusqu'à neutraliser les effets d'une substance véritablement héroïque. Quel poison produirait des phénomènes plus intenses que la plupart de ceux dont le magnétisme nous rend témoins? S'ensuit-il, à moins que l'activité n'en soit émoussée par l'habitude, que ces poisons pourront être impunément ingérés, même à des doses minimes? tandis qu'imprégné, saturé de fluide magnétique, tel individu qui pourra maîtriser son imagination, narguera et le magnétiseur et le magnétisme. Ce que je dis de l'eau magnétisée s'applique à une bague, à une plaque de verre ou de métal, à un gant, à un mouchoir, à une fleur, tous objets qu'on emploie dans ces sortes d'expériences. De bonne foi, peut-on se persuader qu'une bague soi-disant magnétisée, mise au doigt à l'heure fixée par le magnétiseur, soit la cause déterminante de la crise somnambulique où tombe la personne dépositaire de ce singulier talisman? Il arrive souvent que le magnétiseur ne s'est seulement pas donné la peine de la magnétiser, ce qui ne l'empêche pas d'agir; mais en supposant qu'elle soit magnétisée, elle cessera de l'être au bout de quelques jours, si l'on en croit M. Deleuze, et cependant elle ne cessera pas de produire son effet accoutumé. Si, d'un autre côté, on suppose, avec M. Dupotet, que le fluide magnétique ait dans la bague un *substratum* qui supplée au fluide écoulé journellement par la production non interrompue d'un nouveau fluide, comment se fait-il que ce dernier n'opère qu'à une heure déterminée? La personne cependant porte continuellement sur elle la bague enfermée dans une boîte ou pliée dans une feuille de

papier, et la boîte et le papier (1) n'ont pas de vertu
isolante. Poursuivons : vous magnétisez un individu,
et cet individu se montre sensible à la magnétisation ;
suspendez-vous l'opération ? les effets cessent, le magnétisé passe incontinent d'une grande agitation à un
calme extrême : ses vêtements sont pourtant saturés de
fluide magnétique ; pourquoi ce fluide n'agit-il point ?
direz-vous qu'il est absorbé par le magnétisé ? Cela
se conçoit, jusqu'à un certain point, dans l'hypothèse
de M. Deleuze ; mais dans celle de M. Dupotet, les
vêtements ne cessent de fournir du fluide. Comment
se fait-il qu'il soit sans action, tandis que celui de
la bague ne cesse, au moins par intervalles, d'avoir
son effet ? Direz-vous que, s'il agit dans un cas et non
dans l'autre, c'est que la volonté du magnétiseur dé-
cide là, et enchaîne ici son action ? Mais si le fluide
sécrété n'opère qu'à l'aide de la volonté, comment
arrive-t-il que, dans une multitude de cas, cette volonté soit impuissante à mettre fin aux désordres
qu'elle a déchaînés (2) ; que, dans une foule d'autres

(1) Le papier n'isole, selon M. Dupotet, que lorsque, à l'aide
d'un grand nombre de feuilles, il forme un cahier d'une certaine
épaisseur.

(2) Quiconque a suivi le cours de M. Dupotet, a pu se convaincre
comme moi que le magnétiseur ne pouvait pas toujours se rendre
maître des effets qu'il avait produits. Je trouve dans les notes que
j'ai recueillies à ce cours, un passage qui vient à l'appui de ce
que j'avance :

« M. ***, qui a une foi très-vive dans le magnétisme, et une
confiance sans bornes pour M. Dupotet, éprouve déjà un léger trouble avant l'opération ; sous l'action magnétique, il ressent dans ses
membres des secousses assez vives ; sa respiration devient pressée,

cas, elle soit incapable de déterminer le plus léger phénomène (1)? En vérité, lorsqu'on a pris la peine

haletante; il se plaint de douleurs très-fortes, qu'il prie M. Dupotet de lui enlever, *mais en vain : ces douleurs continuent à assaillir tour à tour toutes les régions du corps, et la démagnétisation ne peut rien sur elles.* Il y a concentration des mouvements vitaux, petitesse du pouls, refroidissement du corps, sueurs froides, éructations avec persistance des spasmes des extrémités. *Cet état dure près d'un quart d'heure contre le gré du magnétisant. Je conseille à M. *** de se promener,* afin de rompre cet état spasmodique. Il va et vient, a toutes les peines du monde à se réchauffer et à contenir ses spasmes. M. ***, durant sa promenade, fait observer que, dans le circuit qu'il parcourt, il éprouve des sensations toutes particulières lorsqu'il arrive près de M. Dupotet. Celui-ci, occupé de toute autre chose, ne se doute guère de ce nouveau phénomène. Qui ne voit ici un effet de l'imagination? »

(1) Je ne parle pas seulement des individus qui sont totalement insensibles à l'action magnétique, quoique le magnétiseur ne s'épargne aucun effort de volonté pour la faire sentir, mais de ceux qui, quoique très-impressionnables, restent impassibles sous les plus fortes décharges magnétiques, lorsqu'ils viennent à se persuader qu'ils ne sont pour rien dans les passes du magnétiseur, ou qu'ils ne croient pas être l'objet de son attention. Citons encore quelques faits empruntés à notre journal magnétique :

« M. Dupotet met à la file l'une de l'autre trois personnes, une jeune rachitique d'abord, puis M. *** dont il est question dans la note précédente, et un hémiplégique devenu très-sensible à la magnétisation. Il commence par magnétiser à la fois la jeune rachitique et M. ***, en dirigeant une main sur chacun d'eux. Tous les deux éprouvent les effets accoutumés. Alors il annonce qu'il va magnétiser l'hémiplégique à travers les deux premiers : *celui-ci n'entend pas et reste impassible sous les plus fortes décharges magnétiques.* M. Dupotet se tire d'affaire en disant que M. *** a absorbé tout le fluide magnétique. Cette explication, qui pourrait être la vraie, est absurde dans la théorie des magnétistes et de M. Dupotet qui l'accepte. Que devient ici, je le demande, la volonté du magnétisant? Elle est manifestement impuissante. Ces Messieurs n'admettent-ils point comme un axiome dont rien ne saurait ébranler la certitude : que le fluide magnétique se fait jour à travers les corps les plus denses? »

de signaler des contradictions aussi choquantes, de relever des absurdités aussi palpables, on se prend involontairement à croire, avec le spirituel Hoffmann, qu'il y a de la modestie à s'occuper d'une pareille chimère.

Voici un autre fait.

« M. J....., resté hémiplégique à la suite d'une attaque d'apoplexie, se débattait de la manière la plus pénible sous l'action magnétique. Sa respiration devenait tourmentée, bruyante; sa face prenait une couleur pourpre; ses extrémités étaient battues de secousses comme galvaniques. M. Dupotet annonçait-il qu'il allait le magnétiser de la cour (cette cour était séparée de la *salle des crises* de toute l'épaisseur d'un mur), M. J.... ne manquait pas d'arriver graduellement à un état convulsif qui l'obligeait à se lever et courir après M. Dupotet. La plupart de ceux qui ont assisté à cette expérience souvent renouvelée, ont conclu à la transmission du fluide magnétique à travers les murailles. Voici la raison qui me fait penser autrement qu'eux : un jour M. Dupotet magnétisait de la cour le sujet en question, comme il avait coutume de le faire. Celui-ci, qui le savait, commençait à entrer en branle. Il m'a suffi, pour le calmer, de lui dire que M. Dupotet ne s'occupait pas de lui. Debout qu'il était alors, tout frémissant de convulsions et prêt à s'élancer, il s'est rassis n'éprouvant plus rien, *quoique M. Dupotet ne cessât de le magnétiser de sa baguette.* Celui-ci est rentré au bout d'un quart d'heure sans avoir obtenu aucun effet. M'étant penché à son oreille, je lui ai fait connaître l'artifice que j'avais employé à l'égard du magnétisé. Il a rejeté mon explication sans en donner aucune autre. »

Au reste, des faits de la nature de ceux que je viens de raconter se trouvent dans les auteurs. On en trouve notamment de très-remarquables dans le traité sur le magnétisme et l'extase du docteur Bertrand.

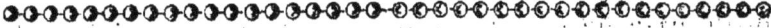

DU

SOMNAMBULISME ARTIFICIEL.

Une des formes les plus curieuses sous lesquelles se révèle le magnétisme (1) est sans contredit le somnambulisme, entrevu par Jussieu, reconnu et signalé par le marquis de Puységur. Dans cet état

(1) Magnétisme est ici pour magnétisme animal : au reste, ce terme est impropre ; et si nous continuons à nous en servir, c'est que l'usage l'a consacré.

vraiment singulier, disent les magnétistes, la sensibilité externe est avivée ou complètement abolie (insensibilité extérieure); les sens sont ou tout-à-fait
oblitérés et alors susceptibles de déplacement (transport des sens à la peau), ou seulement engourdis,
de manière à permettre quelque accès aux impressions extérieures. Par compensation, le somnambule
montre des aptitudes vraiment extraordinaires ; il
devient instantanément capable de discourir sur les
matières les plus étrangères à ses habitudes intellectuelles ; il devise sur les sciences dont il n'a seulement pas les premiers éléments (développement des
facultés intellectuelles) ; il parle les langues étrangères sans les avoir apprises (intelligence des langues
étrangères), et tout cela avec une netteté de pensées,
un choix d'expressions, une facilité d'élocution on
ne peut plus remarquables. Ces hautes facultés ,
ajoutent les magnétistes, résident dans un sixième
sens qui se développe sous l'influence du magnétiseur.
Il y a plus : le somnambule se trouve doué tout à
coup d'une aperception intime , d'une faculté d'in-
tuition (vue intérieure) qui non-seulement lui découvre les désordres le plus profondément cachés dans
les replis de l'organisation, mais encore les remèdes
les mieux appropriés à sa maladie (instinct des remèdes) : sa clairvoyance ne s'arrête pas là; un malade qu'il n'aura jamais vu lui est-il présenté ? il
lui dira sa maladie, l'ordre de succession des symp-
tômes qui la caractérisent, le nombre et la durée
des périodes dont elle se compose, son issue heureuse

ou fatale (prévision); il devinera la pensée de son magnétiseur, quoique celui-ci ne l'ait exprimée ni en paroles ni par gestes (communication des pensées); si vous n'êtes pas' encore satisfait, pressez-le de questions, sa prescience s'étendra à la nature tout entière, et vous ne pourrez lui refuser l'intelligence des lois sur lesquelles se fonde l'harmonie universelle.

Tels sont les caractères qu'on assigne au somnambulisme artificiel : tâchons de les discuter.

Insensibilité extérieure. — La faculté qui s'offre la première dans le somnambulisme est l'insensibilité extérieure. Quoiqu'elle ne soit pas constante, depuis les expériences concluantes faites à l'Hôtel-Dieu de Paris, il n'est plus possible de la révoquer en doute. On sait que des épingles ont pu être enfoncées dans les chairs du somnambule ; qu'un flacon d'ammoniaque concentré a pu être placé sous son nez; la chute des corps les plus retentissants avoir lieu à côté de lui ; des explosions d'armes à feu se faire entendre à son oreille, sans qu'il ait témoigné la plus légère émotion. On sait qu'une femme a pu subir une des opérations les plus douloureuses de la chirurgie, l'ablation d'une tumeur cancéreuse, sans accuser la moindre douleur, sans révéler le plus léger trouble organique. Si ces effets étaient spécialement affectés au somnambulisme artificiel, on pourrait être conduit à l'admission d'une cause particulière (1); mais il

_____

(1) Nous croyons avoir prouvé qu'on ne saurait, sans abdiquer

n'en est rien. On les retrouve dans quelques épidémies d'extase qui étaient dues à des influences exclusivement morales, parmi les convulsionnaires de Saint-Médard et les sorciers, comme parmi les trembleurs des Cevennes (1).

Qui n'a frémi au récit des atroces supplices que les convulsionnaires de Saint-Médard recherchaient avec tant d'empressement ? C'est auprès du tombeau du diacre Pâris, réputé saint parmi les Jansénistes appelants (ainsi nommés parce qu'ils en appelaient de la bulle *unigenitus* à un futur concile), qu'on voyait les femmes les plus délicates se laisser crucifier, recevoir à titre de secours et de consolations, dans une des régions les plus sensibles de l'économie, dans le creux de l'estomac, je ne sais combien de coups de pieu ou de chenet dont un seul eût dû donner la mort ; la plupart se couchaient le dos par

sa raison, croire au fluide qu'ont généralement admis les auteurs qui ont écrit sur le magnétisme ; on aurait tort d'en induire que nous regardons les affections pathétiques de l'âme comme les causes exclusivement déterminantes des phénomènes magnétiques. Des faits tout aussi probants que ceux qui révèlent l'influence de l'imagination, attestent une influence purement animale s'exerçant d'individu à individu et sans contact, à distances très-rapprochées, et dans le sommeil de l'imagination. Au reste, ces deux principes, l'action d'individu à individu (irradiation nerveuse) et l'imagination (influx nerveux), me paraissent avoir la plus grande analogie. Ces divers points, que je ne fais qu'indiquer, seront l'objet d'un second mémoire.

(1) On sait que la persécution produisit l'exaltation religieuse des trembleurs des Cevennes et des convulsionnaires de St-Médard, et celle-ci des phénomènes d'extase analogues à ceux que développe le somnambulisme artificiel.

terre, et, dans cette position, supportaient des far-
deaux qui suffiraient pour broyer les plus puissantes
organisations. Rappelons à cette occasion l'exercice
de la planche ; voici en quoi il consistait : la convulsionnaire s'allongeait par terre au-dessous d'une
planche qui la débordait ; cette planche recevait toutes
les personnes qui pouvaient tenir dessus, et ce nombre
allait au-delà de vingt : eh bien ! la convulsionnaire
résistait à cette épouvantable pression. On a vu l'é-
pine dorsale d'une jeune convulsionnaire, horrible-
ment déviée, reprendre sa rectitude naturelle sous
les coups redoublés d'une énorme pierre qu'on di-
rigeait sur ses gibbosités. Une autre convulsionnaire
déchiquetait elle-même à coups de ciseaux une tumeur cancéreuse qu'elle portait au sein, et l'emportait
par lambeaux. Eh bien ? chose étrange et vraiment
miraculeuse ! ces êtres si chétifs, ces femmes si dé-
biles, enduraient ces effroyables tortures, non-seulement sans proférer la moindre plainte, mais encore
en donnant des marques de la plus ineffable béatitude.

Ces sortes de prodiges se retrouvent à des degrés
moins prononcés parmi les extatiques des Cevennes.
Dans leurs assemblées clandestines, au milieu des
forêts, dans quelque antre sauvage, il arrivait souvent qu'un paysan Cévennois, perché au haut d'un
arbre pour signaler au loin l'arrivée des hommes
d'armes qui les traquaient comme des bêtes fauves,
se trouvait tout à coup *saisi du Saint-Esprit,* tombait
lourdement à terre, et, se relevant, prophétisait la
résurrection du prophète Élie et le triomphe du pro-

testantisme. On vit d'autres trembleurs se placer dans un cercle de matières combustibles , et prophétiser au milieu des flammes.

Les sorciers ont pu aussi frapper violemment de la tête contre un mur sans gagner à ce terrible jeu la plus légère contusion.

Développement de l'intelligence. — La sensibilité abandonnant les parties externes qui deviennent insensibles aux plus meurtrières atteintes , reflue nécessairement vers les parties internes, et ce reflux imprime plus d'activité aux centres nerveux , d'où s'ensuit l'exaltation des facultés sensoriales. La mémoire , étant plus développée , réveille les souvenirs effacés d'une époque souvent très-éloignée ; on voit des somnambules retracer avec une énergie singulière des scènes d'enfance, sans en omettre la plus insignifiante circonstance. La faculté de comparer , devenue plus active à son tour , secondée qu'elle est d'ailleurs d'une mémoire plus fidèle , d'une imagination plus féconde , saisit des rapports plus déliés , fait des rapprochements autrement ingénieux que dans l'état de veille ; de là la perspicacité étonnante du somnambule qui transforme un homme naturellement borné ou médiocre en un homme d'esprit. L'imagination s'exalte parfois au point de donner un corps aux pures conceptions de l'esprit ; alors on voit le somnambule croire à la réalité du fluide magnétique qui lui paraît s'échapper du bout des doigts du magnétiseur sous la forme d'une traînée lumineuse ; alors le démoniaque croit aux scènes du Sabbat qu'il raconte, et se voit voyageant à travers les airs, monté sur un bouc ; alors aussi la convulsionnaire a foi aux propriétés miraculeuses de la poussière du cimetière de Saint-Médard, qui calme ses convulsions ; comme aussi le possédé est convaincu de l'efficacité des reliques dont le contact l'agite.

Intelligence des langues étrangères. — Pour ce qui est de l'intelligence des langues étrangères que les somnambules parleraient sans les avoir apprises, elle se réduit à des prodiges de mémoire. On sait que deux des Ursulines de Loudun qui figurèrent dans le procès du malheureux Grandier, répondaient en latin aux prêtres qui les exorcisaient ; mais ce qu'on ne sait pas aussi bien, c'est qu'elles avaient quelque notion de cette langue ; qu'on se garde de croire pourtant qu'elles parlassent le latin de Cicéron ; maints solécismes leur échappèrent, si l'on en croit les témoins de ces scènes burlesques. Les paysans Cévennois, quoique parlant habituellement le patois de leur pays, s'exprimaient assez purement en français, lorsqu'ils tombaient en crise ; mais le merveilleux cesse quand on songe que, quoique la langue française ne leur fût pas familière, ils l'avaient souvent entendu parler et la comprenaient.

Vue intérieure. — Pour ce qui est de la vue intérieure des somnambules, nous pensons qu'on a singulièrement exagéré cette faculté. Elle se réduit à une conscience assez précise des sensations internes, ce qui constitue, selon nous, le sixième sens dont parlent les magnétistes ; mais une telle aperception

je le demande au plus crédule des magnétistes, peut-
elle conduire à la détermination de la forme et de la
structure des organes ? Y a-t-il ici corrélation né-
cessaire d'un effet à sa cause ?..... Voyez aussi les
grossières méprises où tombent les somnambules : tel
somnambule voit son estomac et le place dans la poi-
trine ; il en saisit, si on l'en croit, parfaitement les
contours, et ces contours n'ont aucun rapport avec
la forme réelle de ce viscère. Un autre voit une pinte
de bile filante dans les intestins, et il place ces intestins dans une cavité où la présence d'une si grande
quantité de liquide déciderait une asphyxie instan-
tanée ; un troisième, en proie aux anxiétés que détermine la présence des vers, s'évertue à donner une
description de celui dont il subit les morsures, et
cette description se trouve fausse de tous points. Est-
ce là, je le demande, cette vue distincte dont on
fait tant de bruit ? Nos sens sont sujets sans doute à
d'étranges illusions, comme l'a fort bien démontré
le père Mallebranche ; mais quand la distance des objets ne dépassera pas la portée naturelle de la vue,
notre œil confondra-t-il une maison avec un arbre ?
assimilera-t-il un homme à un bœuf ? verra-t-il noir
ce qui est blanc ? Quand les ondulations sonores ar-
riveront distinctes à notre oreille, notre ouïe con-
fondra-t-elle les douces modulations d'une voix de
femme avec les rudes accents du chantre d'Arcadie ?
Si les particules odorantes viennent frapper l'odorat,
ce sens aura-t-il bien de la peine à distinguer l'odeur
suave de la rose de l'odeur nauséabonde de l'assa-

fætida ? Et si le somnambule voyait réellement dans l'intérieur de son corps, verrait-il autre que ce qui est, et le placerait-il où il ne saurait être ?

Instinct des remèdes. — C'est peu que de voir l'intérieur du corps, c'est peu que de reconnaître les désordres qui s'amassent dans la profondeur de nos organes ; le somnambule possède encore, au dire des magnétistes, un admirable instinct pour découvrir le remède le mieux approprié à sa maladie, et cela sans tâtonnement, sans hésitation aucune, sans qu'il y ait place pour la plus petite erreur. Ce précieux arcane serait-il à mille lieues de là, inconnu des naturalistes, le somnambule vous dira son nom, le terrain qui le produit ; si c'est un minéral, comment il cristallise ; si c'est une plante, à quelle famille naturelle il appartient ; il vous dira toutes les propriétés dont il est doué, appuyant plus spécialement sur celle qui le rend idoine à la maladie qu'il s'agit de guérir. Vous croyez que j'exagère : lisez les élucubrations de la plupart des magnétistes, et vous verrez si ce que j'en dis n'est pas la traduction fidèle de leurs paradoxales, je dirai mieux, de leurs ridicules assertions. L'instinct des bêtes, disent les magnétistes (voyez surtout la théorie du somnambulisme de Tardy de Montravel), est circonscrit à leurs besoins physiques, tandis que, dans le somnambule, il est d'autant plus étendu qu'il est éclairé par l'intelligence. Cette proposition est fausse de tous points. Intelligence et instinct impliquent contradiction. L'instinct n'est rien ou n'est autre chose qu'une impulsion interne ; ce qui le prouve, c'est qu'il est d'autant plus sûr que l'animal en qui on l'observe est plus bas placé dans l'échelle de l'animalité. L'animal tourmenté par un besoin s'agite, ses muscles locomoteurs le transportent d'un lieu dans un autre; il va flairant toutes les herbes qui se trouvent sur son passage; s'il vient à rencontrer celle qui est propre à satisfaire le besoin qui le presse, il la broute; mais qu'on se garde de croire que le choix qu'il en fait soit raisonné, il ne la préfère que parce que les impressions qu'en reçoivent ses sens vont à son état interne : placez le somnambule dans une situation analogue, en présence d'une multitude de simples, il ne choisira pas, quoi qu'en disent les magnétistes, celle qui conviendra à sa maladie; ses sens, le plus souvent oblitérés, ne pourront lui révéler les rapports secrets qui existent entre elle et le mal qu'il endure. Il suppléera, dites-vous, à ses sens par la mémoire; mais la mémoire est une faculté de l'âme; elle ne peut que réveiller les notions acquises : or, que peuvent être les notions thérapeutiques d'un homme qui ne s'occupe pas d'une manière spéciale de l'art de guérir? notre somnambule choisira donc au hasard parmi le peu de remèdes dont il a pu entendre parler, et ces remèdes seront toujours simples, parce qu'il est rare qu'un homme du monde charge sa mémoire de formules compliquées. Qu'on étudie les consultations des somnambules, et l'on verra si les choses ne sont pas ainsi que je le dis. J'ai vu une de ces consultations, elle émanait d'une somnambule qui se traitait elle-même d'une suppression et qu'on disait

très-lucide ; comme elle ne contenait que des pres-
criptions banales , pédiluve , infusion de je ne sais
quelle plante commune , etc. , etc. , j'étais loin d'y
voir cet instinct merveilleux des remèdes dont on
parle tant ; mes doutes furent éclaircis par la somnambule même qui me dit avoir éprouvé sur elle-
même la plupart de ceux qu'elle mentionnait dans
sa consultation. Elle s'était prescrit aussi du sang de
bouc : je ne sache pas qu'aucune *matière médicale* men-
tionne ce singulier médicament. Au reste , lorsqu'on
connaît l'instinct salace de cet animal , on peut certes
conclure aux propriétés emménagogues de son sang ,
sans qu'il y ait lieu d'être émerveillé d'une telle supposition. C'est là une induction vraie ou fausse qui
peut fort bien se concilier avec la perspicacité d'une
somnambule.

Si le somnambule voit si obscurément ce qui se
passe en lui , s'il se fourvoie si souvent dans les méthodes de traitement que ses propres maladies lui
suggèrent (les magnétistes , M. Deleuze entre autres ,
en font l'aveu ; et ce dernier dit expressément que le
somnambule peut se tromper et sur le mal et sur le
remède) , sera-t-il plus apte à découvrir le mal et
le remède des malades qu'on mettra en rapport avec
lui ? Quant à nous, nous ne le pensons pas. Sans doute,
dans l'état d'éréthisme nerveux où le jettent les ma-
nipulations magnétiques, il peut être désagréablement
affecté par les émanations malfaisantes qui s'échappent
d'un corps malade ; peut-être encore il peut souffrir
dans l'organe qui correspond en lui à l'organe affecté

du malade qu'on lui offre à guérir, ce qui s'explique-
rait, à la rigueur, par une analogie de structure,
un ton de sensibilité analogue qui le disposent aux
mêmes affections. S'ensuit-il que le somnambule puisse
démêler à travers de telles sensations, si pénétrantes
qu'on les suppose, la nature du mal et celle du traitement qui y convient? A ne consulter que les lumières
naturelles, la chose est évidemment impossible. Ne
doit-on pas déplorer l'aveuglement de ceux qui ont
confiance aux consultations des somnambules? Il en est
sans doute d'innocentes comme celle que je relatais tout
à l'heure ; mais que de malheurs à déplorer par suite
de l'emploi intempestif des remèdes provenant de cette
source ! L'autorité devrait exercer une surveillance
active sur ces somnambules de profession qui font
trafic de consultations, et sévir d'autant plus sévère-
ment contre elles, que leur infaillibilité prétendue
semble les soustraire à ses poursuites ; elles finiraient
par se convaincre, à la fin, que la matière médicale
s'apprend ailleurs que dans le somnambulisme.

Prévision. — Passons à une faculté plus mer-
veilleuse encore que celles que nous venons de dé-
crire : on se doute bien que je veux parler de la
prévision des somnambules. Tâchons une fois encore
de réduire à leur juste valeur les assertions outrées
des magnétistes touchant cette faculté. Nous allons
tracer, à cet effet, le tableau d'une crise, tableau qui
ne sera vrai que si on l'envisage, avec moi, d'une
manière abstraite.

La nature prélude par une marche indécise au

travail général qui a pour objet l'établissement d'une
crise. Ce sont d'abord des sensations vagues et en
quelque sorte inaperçues du malade ; ce sont d'insensibles frémissements fibrillaires, d'inappréciables os-
cillations d'humeurs : ces phénomènes vont s'effaçant
et se reproduisant à des intervalles plus ou moins rap-
prochés, non sans produire cette indéfinissable in-
quiétude qu'on éprouve aux approches de toute opération sérieuse de la nature ; bientôt la scène s'anime ;
ces douleurs vagues, suivies d'imperceptibles réac-
tions, prennent un certain caractère d'acuité ; elles
se transforment en autant de sphères d'action qui vont
s'étendant de plus en plus, de manière à se confondre
et entraîner le consensus des organes ; des tiraille-
ments douloureux se font sentir ; les mouvements to-
niques, graduellement accrus, s'exaltent jusqu'à la
convulsion ; les fluides qui se balançaient en quelque
sorte mollement chassés dans leurs vaisseaux, obéissant maintenant à une franche impulsion, accélèrent
leur marche ; la fièvre s'allume ; dès lors tout con-
sent, tout conspire, selon le mot d'Hippocrate ; tous
les efforts sont tendus vers un seul organe. Quoique
circonscrite sur cet étroit terrain, la lutte se prolonge
entre la nature qui déploie toute l'étendue de ses res-
sources et le principe morbifique qui, acculé dans ses
derniers retranchements, oppose encore de la résis-
tance. Tous les obstacles sont enfin surmontés ; l'orage
soulevé s'apaise insensiblement ; le calme renaît. Il
est superflu de dire qu'une telle crise ne saurait s'ac-
complir dans une invariable uniformité ; qu'on ne

saurait établir *à priori* l'ordre de succession des symp-
tômes qui en signaleront le cours, ni fixer leur importance relative ; qu'il est impossible de préjuger les
diverses phases sous lesquelles elle peut se produire.
Elle sera nécessairement soumise à mille variations
dépendantes de la susceptibilité individuelle, de la
diversité des tempéraments, de l'action incessante
d'une foule d'agents qui pourront en intervertir la
marche. On sait qu'un aliment ingéré, qu'une passion d'âme qu'on n'aura pu maîtriser, un choc physique auquel on n'aura pu se soustraire, pourront
surexciter un ou plusieurs organes, y appeler des
courants d'humeurs, de manière à produire une fà-
cheuse distraction des forces, et donner lieu à des
phénomènes anomaux ou ataxiques, conséquences de
toute irrégulière distribution, de tout vicieux épar-
pillement de la sensibilité.

Averti par ses sensations internes qui sont d'autant
plus vivement perçues que l'engourdissement des organes des sens l'isole du monde extérieur, que les
systèmes cérébral, ganglionique, sont doués d'une
surabondante activité, le somnambule peut, sans
doute, annoncer à l'avance une fluxion qui se pré-
pare, une crise qui s'élabore ; il n'y a rien là qui
doive surprendre ; mais qu'il puisse en préciser l'é-
tendue, la gravité ; qu'il puisse en déterminer la
durée ; que, malgré les incidents qui peuvent en modifier le développement, il puisse assigner l'heure et
la minute de sa terminaison, voilà ce qui est d'une
absurdité palpable, ce qu'aucun homme sensé ne
saurait admettre.

Eh quoi! me dira-t-on, récuserez-vous les faits où la vue anticipée de l'avenir se révèle sans ambiguité, faits attestés par des hommes qu'on ne saurait suspecter de partialité pour le magnétisme? On ne peut nier que tel somnambule a prédit une série d'accès convulsifs ; que telle autre a fixé pour un jour préfix l'apparition d'une ménorrhagie ; que celui-ci a annoncé quinze à vingt jours à l'avance un délire de quarante-huit heures ; que celui-là a déterminé le nombre d'accès d'épilepsie dont il serait saisi, ainsi que la longueur des intervalles qui les sépareraient, et que, dans tous ces cas, l'événement a justifié la prédiction. Il est encore vrai que, dans la plupart de ces faits, vu la longueur du temps qui devait s'écouler jusqu'à l'accomplissement de la prédiction, on n'a pu invoquer l'existence de modifications organiques (1) qui auraient pu donner au somnambule l'éveil sur l'affection qui devait l'atteindre. S'ensuit-il qu'il faille accorder au somnambule le don de prophétie, qu'il faille renoncer à toute explication rationnelle de ce phénomène, si extraordinaire qu'il puisse être? Nous ne le pensons pas. Je sais bien qu'il y aurait un moyen facile d'éluder la difficulté : ce serait de dire que la prédiction est toujours la cause de l'effet produit ; de

(1) On sait que la sensation de l'*aura epileptica*, la céphalalgie, etc., etc., précèdent de très-peu d'heures ou de très-peu de jours l'invasion d'un accès d'épilepsie : je ne crois donc pas, malgré l'autorité du célèbre rapporteur de la commission de l'Académie de médecine, M. Husson (voyez le rapport de ce dernier), que cette explication soit recevable lorsqu'il s'agit d'une prédiction à long terme.

prétendre, en d'autres termes, que l'événement n'arrive que parce qu'un officieux ami avait fait connaître au somnambule la nature de sa prédiction. Je ne doute pas qu'il n'en ait été souvent ainsi ; mais il est ridicule de prétendre qu'il n'en saurait être autrement, lorsqu'on sait que, dans certaines circonstances, toutes les précautions avaient été prises pour que le somnambule ne se doutât de rien. Il faut donc chercher une autre cause, et cette cause je crois la trouver dans *l'influence que la volonté d'un homme, en crise magnétique, exerce non-seulement sur les déterminations morales, mais encore sur les phénomènes organiques de ce même homme rendu à l'état de veille.* Les faits ne manqueraient pas pour établir cette sorte d'influence ; je ne citerai que les suivants : tous les magnétiseurs reconnaissent qu'il suffit de suggérer à un somnambule l'idée d'aller trouver plus tard son magnétiseur, de prendre à jour fixe un remède auquel il répugne, de lutter à l'avenir contre un mauvais penchant, contre de pernicieuses habitudes, pour que, rendu à l'état de veille, il éprouve réellement et aux époques fixées ces divers désirs qui seront d'autant plus vifs qu'ils passeront pour une inspiration de l'instinct (1). Il est également reconnu que la plupart des convulsionnaires

---

(1) J'ai toujours pensé que la prévision des somnambules ne s'étendait pas au-delà des phénomènes moraux et organiques qui se passent en lui. Ce qui me confirme dans mon idée, c'est l'observation rapportée par M. Husson, de ce Cazot qui avait prédit à la minute cinq accès épileptiques, et qui ne sut prévoir qu'avant le jour où devait tomber l'invasion d'un sixième accès également prédit, il serait broyé par une roue de voiture.

de S‘-Médard, dont l'état offre tant d'analogie avec le somnambulisme artificiel, venant à s'imposer, dans un de leurs paroxysmes, un jeûne d'un certain nombre de jours, en expiation de quelque péché, éprouvaient, à leur grande surprise, étant sortis de crise, une insurmontable difficulté à prendre de la nourriture, qui ne cessait qu'après ce laps de temps; cependant ils ne conservaient, pas plus que les somnambules, le souvenir de ce qu'ils avaient voulu en extase, mais cette volonté ne laissait pas d'avoir plus tard son effet organique.

De ces faits on peut conclure que les accidents, que les crises que semble prédire au premier abord le somnambule, ne sont que prédéterminés; que, dans certains états d'activité cérébrale, la volonté humaine a le pouvoir, non-seulement de modifier actuellement l'organisme, mais encore de laisser dans ce même organisme le germe de modifications futures (1). Cette faculté, qui, après tout, n'est pas plus incompréhensible que tant d'autres phénomènes de l'économie animale, nous semble devoir être admise préférablement à cette autre faculté de divination qu'on accorde si gratuitement aux somnambules, et dont le caractère, empreint de merveilleux, est pour nous un motif de suspicion légitime; elle a selon nous l'immense avan-

(1) On peut en quelque sorte assimiler ce phénomène aux fièvres d'accès que déterminent les effluves marécageux. Ces miasmes produisent instantanément des modifications organiques inappréciables d'où sortiront des effets plus ou moins éloignés. Ce que des agents physiques peuvent faire, un cerveau humain qui influe si puissamment sur la vitalité tout entière ne pourrait le produire!

tage de reposer sur des faits incontestables et dont tous les magnétiseurs peuvent aisément confirmer l'exactitude.

Communication des pensées. — Le somnambule connaît, dit-on, la pensée non exprimée de son magnétiseur. On nous permettra de ne pas adopter cette nouvelle faculté; c'est bien le moins qu'on nous accorde, pour y croire, que nous l'ayons constatée. J'ai vainement adressé des questions mentales à une somnambule qu'on disait en être douée, je n'ai jamais été compris, et j'ai lu, dans le rapport de M. Husson, que MM. les commissaires de l'Académie de médecine, tout aussi peu crédules que moi, avaient également échoué dans leurs épreuves. Au reste, les trembleurs des Cevennes, s'il faut en croire leurs historiens, la manifestèrent au plus haut degré. Plus d'une fois un de ces extatiques signala à ses compagnons d'infortune des espions qui s'étaient glissés parmi eux pour les trahir, ce qui supposait non-seulement le déplacement du sens de la vue, mais encore l'art de pénétrer le *secret des cœurs.* Cette faculté n'était pas étrangère non plus aux sorciers qu'on brûlait, lorsqu'on eût dû les guérir; le démon, disait-on, répondait à la pensée non exprimée de l'exorciste. C'est même de cette aptitude singulière qu'on tirait la preuve la plus convaincante de la possession.

Déplacement des sens. — Nous arrivons à la dernière, à la non moins étonnante des facultés des somnambules, je veux dire le transport des sens à la peau. Des faits nombreux déposent de sa réalité. Les nier

est chose facile ; mais c'est aussi renverser un des plus
solides fondements de la certitude historique, les té-
moignages humains. Sans doute il ne faut pas adopter
légèrement toutes les assertions émises, il faut encore
voir d'où elles émanent ; or, je vois ici des hommes
de probité, des savants reconnus, des physiologistes
habiles qui, prévenus contre ce phénomène extraordinaire, ont dû prendre et ont réellement pris toutes
les précautions imaginables pour ne pas être abusés :
eh bien ! ces savants affirment que tel somnambule a
reconnu des personnes, a rangé des chaises qui se
trouvaient sur son passage, a lu dans des livres qu'on
lui présentait, a pu faire une partie de piquet, sans
se méprendre sur la couleur et la valeur des cartes
jouées, non sans relever les erreurs volontaires où
tombait son adversaire ; qu'il a fait tout cela alors
que les paupières étaient tellement closes, que les cils
s'entrecroisaient ; qu'un corps opaque comme un car-
ton, ou les doigts appliqués sur les paupières, s'inter-
posaient entre les yeux et les objets extérieurs : ajoutons
que des expériences décisives , souvent cruelles ,
avaient préalablement constaté l'insensibilité des sens;
ainsi l'on avait pincé le somnambule de manière à
produire de larges ecchymoses ; on avait cautérisé ses
chairs, percé sa peau plus ou moins profondément à
l'aide d'aiguilles à acupuncture ; une lumière éblouis-
sante, approchée à l'improviste de ses yeux, n'avait pas
déterminé la plus légère contraction de la pupille ;
un bruit métallique, des explosions d'armes à feu
n'avaient produit aucune secousse nerveuse. Dira-t-on

que le somnambule, dont la sensibilité était jusque-là vicieusement concentrée dans les organes internes, portant son attention au dehors à l'appel de son magnétiseur, restitue aux sens la faculté dont on venait de constater l'absence ; qu'il renoue ses relations avec les objets qui l'entourent ? Cette explication pourrait à la rigueur convenir à l'odorat, à l'ouïe (on sait que les particules odorantes, comme les rayons sonores, arrivent, quoique affaiblis, à leurs organes respectifs, malgré l'interposition des corps opaques); à la vue, c'est impossible. La transmission de la lumière est assujettie à des lois qui ne sauraient changer. Si les rayons lumineux rencontrent dans leur trajet des corps lisses, ils sont réfléchis ; un corps transparent mais plus dense que l'air les réfracte ; un corps opaque les absorbe ou les intercepte ; comment donc le somnambule dont les paupières sont pressées par les doigts de l'expérimentateur, discernerait-il les objets ? Comment les rayons émanés de ces objets pourraient-ils tracer leur image sur la rétine ? Comment la sensibilité de ce nerf pourrait-elle être excitée par ces mêmes rayons qui n'arrivent pas jusqu'à l'organe de la vue ? Évidemment l'explication ci-dessus ne donne pas la solution du problème. Si, dans certains états de somnambulisme, les sensations visuelles, acoustiques ne s'opèrent point par l'œil, l'oreille, il faut nécessairement admettre que ces appareils spéciaux sont suppléés par l'organe cutané ; que ce tissu a subi des modifications organiques à la suite desquelles il retient des impressions inaccoutumées ; que les nerfs

qui se rendent à la peau , nerfs dont le rôle est inter-
verti par suite de ces mêmes modifications ou de modifications analogues , transmettent ces impressions
au cerveau qui les juge. Il y a plus : le somnambule
voit dans son œil , quoique son œil ne soit plus tra-
versé par les rayons visuels ; entend dans son oreille ,
quoique son oreille ne livre plus passage aux ondulations sonores ; il faut reconnaître ici que les sensations visuelles , acoustiques, qui arrivent au cerveau
par la nouvelle voie que nous venons de leur assigner , se répètent sympathiquement sur l'œil et
l'oreille , de manière à déterminer les mouvements que
produiraient dans ces sens la lumière et les sons.
MM. les commissaires de l'Académie royale de médecine ont , en effet , constaté que l'œil convulsé du
somnambule tendait à être ramené dans sa direction
naturelle par les efforts qu'il faisait pour discerner
les objets qu'on lui présentait. Il est présumable que
si l'on scrutait l'oreille interne , on y verrait des modifications analogues à celles d'où résulte l'audi-
tion (1).

(1) J'avoue que la discussion qui s'est élevée au sein de l'Académie
de médecine , à l'occasion de Mlle Pigeaire (voyez le compte rendu
de la séance de l'Académie , inséré dans le n° 30 , 1838, de la gazette
médicale), a un peu ébranlé ma conviction touchant l'existence de
la faculté ci-dessus. Il est à regretter que M. Pigeaire n'ait pu sous-
crire aux conditions si raisonnables du programme de M. Burdin ,
ou que le mode de vision magnétique de Mlle Pigeaire se soit trouvé
tel qu'il n'excluait pas suffisamment toute possibilité de super-
cherie. L'Académie avait cependant mieux à faire , en matière si
grave, qu'à se livrer à d'inopportunes plaisanteries, qu'à prêter une
oreille complaisante aux facéties d'un de ses membres qui , assimi-

Nous avons énuméré les facultés somnambuliques. Notre tâche se trouvant accomplie, nous devrions clore ici la discussion. Il est cependant une assertion du marquis de Puységur que nous ne pouvons passer sous silence. Cet auteur prétend que la somnambule a la conscience de l'utile comme de l'honnête; qu'elle ne peut pas plus se méprendre sur le remède qui lui convient (nous avons vu ce que l'on devait penser de cette infaillibilité prétendue), que méconnaître les règles de la plus scrupuleuse bienséance; qu'elle possède au plus haut degré le sentiment de ses devoirs, et que toute tentative, toute insinuation de la part de son magnétiseur qui auraient pour objet de les lui faire oublier, seraient à l'instant même suivies de convulsions et de réveil. Cette proposition, vraie quelquefois dans l'application, est essentiellement erronée si on la considère dans sa généralité ; c'est qu'on part de ce faux principe que l'état psycholo-

---

lant la clairvoyance magnétique à la quadrature du cercle, voulait que, dorénavant, on envoyât sans examen au cabinet toute communication de ce genre. Elle devait s'assurer d'abord, par l'entremise de ses commissaires, si le somnambulisme était réel ou simulé ; et en supposant qu'il fût réel, s'il était tel qu'il s'ensuivît l'insensibilité des sens et particulièrement de la rétine. Ces points éclaircis, si Mlle Pigeaire avait lu, pour quiconque a étudié le somnambulisme artificiel, et vu ce que cet état a d'anormal, le prodige eût été accompli ; l'Académie sans doute n'aurait pas décerné le prix, puisque les conditions proposées par elle n'avaient pas été acceptées ; elle aurait pu même conserver quelque doute sur la réalité du phénomène ; mais elle aurait assez vu ou appris, j'en suis sûr, pour se tenir dans une réserve prudente, et ne pas trancher avec tant de légèreté une question qui peut se reproduire plus tard et obtenir une solution compromettante pour son infaillibilité.

gique et moral que développe le somnambulisme diffère complètement de celui de la veille, tandis qu'il
n'en est que l'exagération. Ainsi, de ce que quelques
somnambules auront dit à M. de Puységur que si un
magnétiseur était assez imprudent pour exprimer une
idée qui blessât la décence ou offensât les mœurs,
elles pourraient en recevoir un dommage peut-être
irréparable, on conclut faussement que toutes les
somnambules placées dans les mêmes circonstances
seraient également blessées dans leur sens moral, et
courraient les mêmes risques ; il fallait seulement
conclure que ces somnambules ayant contracté des
habitudes de retenue en harmonie avec la pudeur
innée du sexe, des paroles obscènes devaient heurter
tout un système d'idées et de penchants honnêtes, et
déterminer une secousse morale d'où résulterait une
agitation correspondante au physique. Prenons maintenant une femme pour qui la décence ne serait qu'un
vain mot, la pudeur un préjugé ; n'est-il pas évident
que cette femme, devenue somnambule, ne verra,
dans les provocations de son magnétiseur, que les
caprices d'une imagination fantasque, et qu'elle pourra
être amenée, selon les expressions de M. de Puységur, à jeter son dernier vêtement, si telle est la
volonté de son magnétiseur (1). Il y a plus : voici

(1) « Plusieurs somnambules conservent les passions et les incli-
nations qu'ils avaient dans l'état de veille. Il en est de très-bons qui
se sacrifieraient pour les autres ; il en est qui sont profondément
égoïstes ; il en est qui sont d'une pureté angélique ; il en est qui
conservent la dépravation de l'état de veille, etc., etc. » (Deleuze,

une jeune fille parée de toutes les grâces de l'inno-
cence ; son esprit est éclairé, son cœur pur de toute
souillure ; mais elle est arrivée à cet âge où le sang
bout, où le tempérament se développe, où cet organe utérin qui joue un si grand rôle dans la vie
de la femme, qui modifie si profondément le physique et influe si puissamment sur l'ensemble des
affections, entre en exercice. Une lutte s'élève entre
les plus doux penchants de la nature et la raison ou
le préjugé qui les condamne. Si rien ne vient à
rompre l'équilibre, la jeune personne trouvera dans
les conseils de sa raison la force de faire taire les
nouveaux besoins qui l'assiégent ; les principes aus-
tères que l'éducation a fait germer en elle seront
un frein salutaire aux suggestions animales. Advienne
un magnétiseur jeune, de plus amoureux parce qu'il
est jeune, adroit parce qu'il sent le besoin de l'être ;
ne craignez-vous rien par suite des rapports qui vont
s'établir entre eux ? Le séducteur se gardera bien de
heurter brutalement les principes qui font la vie
morale de la jeune somnambule ; il s'aliénerait sans

instruction pratique.) Il résulte du passage que je transcris, qu'il
est des somnambules dépravées ; d'où la conséquence qu'elles pourront être amenées à commettre des actes réprouvés par la décence,
tout comme les somnambules de M. de Puységur devaient naturellement y répugner. Ces deux magnétistes se sont bornés à présenter
des faits isolés, et à signaler les différences qui les caractérisent,
sans en rechercher le principe générateur. Ce principe, je le ré-
pète, est que le somnambulisme prend le moral tel qu'il est, lui
donne seulement une nuance plus tranchée, mais ne le transforme
pas.

retour sa confiance ; mais il adoptera un système d'attaques qui seront d'autant plus périlleuses pour sa vertu , qu'elles seront plus perfidement combinées , qu'elles se produiront sous le masque de l'intérêt qu'on porte à sa malade. Celle-ci, enlacée dans les piéges dont elle ne saurait, dans son naïf abandon , soupçonner le danger, se laisse aller insensiblement à la passion dont s'alimentent les doux rêves de l'adolescence. Il n'y a pas péril à l'instant même peut-être ; mais ce péril ne peut-il pas s'accroître, par la suite, de toute la contrainte qu'on se sera imposée (1) ?

Eh bien ! dira-t-on encore que le magnétisme est sans danger pour la morale ? Il ne pensait pas ainsi le sage Deleuze, lorsqu'il s'écriait, avec sa conscience d'honnête homme : une fille sera magnétisée par sa mère, une femme par son mari. Si vous êtes forcé d'appeler un tiers, donnez la préférence à celui qui, par la maturité de son âge , la gravité de son caractère, la pureté de ses mœurs , par une vie consacrée tout entière à des actes de bienfaisance et de charité, se sera rendu digne de la noble mission que vous lui confiez.

(1) Les magnétistes diront-ils que rien de tout cela n'est à craindre , puisqu'on ne se souvient plus au réveil de tout ce dont on a été préoccupé en somnambulisme ? Mais ont-ils oublié qu'il suffit de la volonté du magnétiseur pour rendre à la personne éveillée les idées et les émotions qu'elle a eues en somnambulisme ?

RÉCAPITULATION GÉNÉRALE.

———◦◦◦———

Le fluide magnétique, ce mystérieux agent, dont on a voulu faire une découverte des temps modernes, quoiqu'on en trouve la description dans de très-anciens auteurs, et notamment dans les écrivains des seizième et dix-septième siècles ; qui, contrairement à toutes les lois de la physique, se montre de nuit sous les aspects les plus variés ; qui, visible à certains somnambules, demeure invisible aux autres, selon qu'ils sont disciples de Mesmer ou du chevalier Barberin ; qui, pour un temps ou à toujours, selon le caprice ou la convenance du magnétiseur, communique des propriétés si merveilleuses aux corps, propriétés qui restent néanmoins à l'état latent si l'imagination du magnétisé ne leur vient en aide ; qui, docile aux ordres de la volonté, va sûrement atteindre, à des distances même infinies, la personne vers laquelle on le dirige, et n'a cependant aucune action sur celle qui n'a pas le bonheur de croire à de tels prodiges ; assurément un tel agent n'est que pure fiction.

Le somnambulisme n'implique pas davantage l'existence du fluide magnétique, puisque cet état vraiment morbide a pu apparaître dans des épidémies célèbres sous des influences exclusivement morales.

Malgré les assertions contraires de tant de magnétistes enclins au merveilleux, le somnambulisme ne présente pas un seul phénomène qui échappe à toute classification, qu'on ne puisse ramener aux lois de la physiologie.

L'insensibilité extérieure s'explique par le reflux de la sensibilité vers les parties internes.

Cette sorte de métamorphose, qui fait d'un homme médiocre un homme d'esprit, dérive de la concentration des mouvements vitaux dans le cerveau, et de l'exaltation des facultés sensoriales qui en est la suite : en effet, si la mémoire agrandie apporte plus de matériaux à l'esprit, la faculté qui les coordonne, obéissant à la même loi de progression, démêle de nouveaux rapports, et le somnambule a d'autant plus d'aptitude à exprimer ceux-ci, que le signe ne lui fait pas plus défaut que la pensée.

Le somnambule n'a pas la connaissance des langues étrangères qu'il n'a pas apprises ; il se ressouvient de quelques mots d'une langue oubliée : voilà tout.

Il reçoit d'autant plus vivement les impressions qu'excite le jeu des parties internes, qu'aucune sensa-

tion externe ne vient l'en distraire , et que d'ailleurs le
système ganglionique se trouve dans un état d'éréthisme ; mais il y a tout un abîme d'une telle aperception à la vue distincte des parties que recèle notre
économie , à l'énonciation des caractères propres à
chaque maladie.

Il est inhabile à trouver le remède le plus approprié au mal ; ses notions thérapeutiques se bornent
en général à quelques préparations ou substances dont
il a entendu parler ou fait usage , et qu'il recom-
mande en toute circonstance , mais quelquefois avec
discernement.

Il ne prédit pas les crises , mais il a conscience des
mouvements organiques qui les préparent , et il les
annonce ; ou bien il les prédétermine , c'est-à-dire
qu'il dépose un germe dont l'évolution se fera plus tard
et à jour fixe ; explication qui paraîtrait étrange , si
des faits authentiques n'attestaient cette influence en
quelque sorte posthume de la volonté humaine.

Relativement à la question tant controversée du déplacement des sens , serait-il déraisonnable d'admettre que la sensibilité est une, qu'elle ne varie que
pour le degré dans chacun de nos sens , de sorte qu'ils
se trouvent tous appropriés au caractère des agents
dont ils ont à subir l'influence , l'œil à la lumière ,
l'oreille aux sons, etc., etc.? et, dès lors, ne pourrait-
on pas supposer que le somnambulisme, qui produit
de si grandes perturbations dans l'économie , nuance
la peau de tous les degrés de sensibilité de manière
à lui conférer tous les sens ?

Quoi qu'en dise M. de Puységur, le somnambulisme ne fait pas d'une simple mortelle un être à part
dont l'esprit ne s'ouvre qu'aux plus pures notions de
la morale, le cœur aux nobles inspirations de la conscience ; loin d'acquérir l'ineffable pureté des anges,
la somnambule offre tous les traits de la femme éveillée
dont elle garde les passions et les vices.

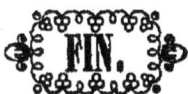

FIN.

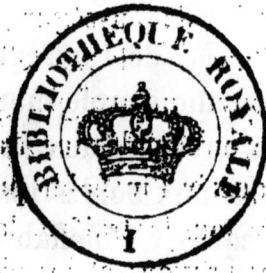

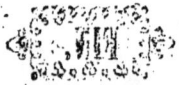